AF372621

L. ALLAIN

PHARMACIEN MAJOR DE L'ARMÉE
DOCTEUR EN MÉDECINE
CHEVALIER DE LA LÉGION D'HONNEUR

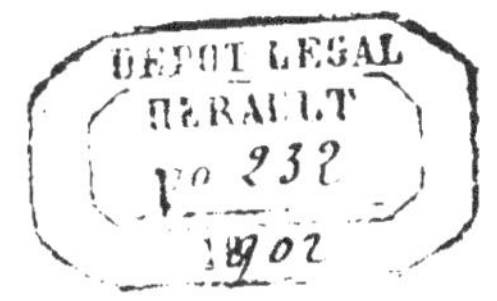

CONSERVATION DES CADAVRES PAR LE FORMOL

AVANTAGES ET INCONVÉNIENTS

DE LA

FORMOLISATION

EN TOXICOLOGIE

MONTPELLIER

IMPRIMERIE CENTRALE DU MIDI

(Hamelin Frères)

1902

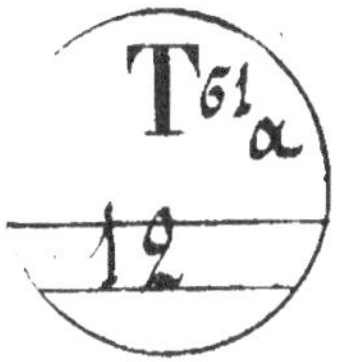

DU MÊME AUTEUR

Action de l'acide cyanhydrique sur les glucoses, Paris, 1883.

Sur certains produits de décomposition du glucose (*Journal de Pharmacie et Chimie*), 1894.

Sur un nouveau mode de dosage du glucose en liqueur cuproammoniacale (*Journal de Pharmacie et Chimie*).

Sur un moyen simple d'obvier à la décomposition du chloroforme à l'aide du soufre (*Journal de Pharmacie et Chimie*), 1895.

Stérilisation à froid des eaux de rivières destinées à la boisson par l'iode à 1/100,000 et une demi-heure de contact. Présenté au Concours de la ville de Paris, 1894 (*in Bulletin de la Société scientifique et industrielle de Marseille*, 1895).

AVANTAGES ET INCONVÉNIENTS

DE LA

FORMOLISATION

EN TOXICOLOGIE

AVANTAGES ET INCONVÉNIENTS

DE LA

FORMOLISATION

EN TOXICOLOGIE

PAR

L. ALLAIN

PHARMACIEN MAJOR DE L'ARMÉE
DOCTEUR EN MÉDECINE
CHEVALIER DE LA LÉGION D'HONNEUR

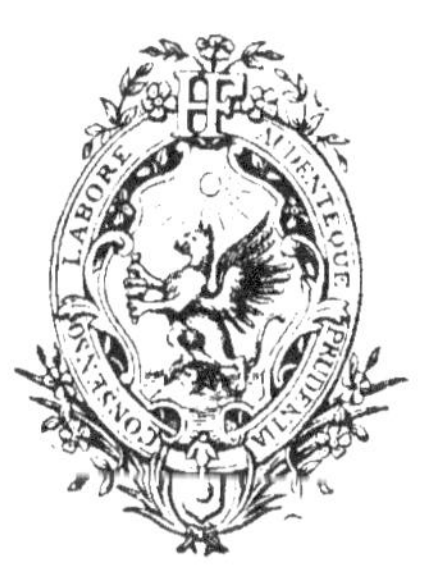

MONTPELLIER

IMPRIMERIE CENTRALE DU MIDI

(HAMELIN FRÈRES)

—

1902

AVANT-PROPOS

Le sujet de ce travail m'a été suggéré par M. Ogier, docteur ès sciences, chef du laboratoire de toxicologie à la Pré-
fecture de police. M. Ogier est mon maître et m'honore de
son amitié. Il m'a accueilli dans son laboratoire avec une
bienveillance exquise et m'a aidé de ses conseils. J'éprouve
un grand plaisir à inscrire son nom en tête de ces quelques
pages, en témoignage de ma respectueuse reconnaissance.

A la Faculté de Montpellier, j'ai eu la bonne fortune de
retrouver un de mes camarades de promotion du Val-de-
Grâce, dont nous pressentions déjà la carrière brillante et rapide, M. le professeur Forgue ; il m'a donné de telles preuves
d'amitié, que j'oubliais parfois le temps qui nous séparait
depuis notre sortie de l'école d'application du service de
santé militaire, et la différence de chemin parcouru. Par ses
éminentes qualités, qui le classaient hors de pair dès son
entrée dans la vie, par son labeur inlassable qui lui permit
de triompher du concours d'agrégation, malgré les conditions
défavorables que lui créent sa situation de médecin de régi-
ment, M. Forgue fait honneur à sa promotion et à l'armée,
dont il est issu. Aujourd'hui qu'il a conquis la notoriété du
professeur, du chirurgien et de l'écrivain, et qu'il est entré par

X

une élection précoce à l'Académie de médecine, il se fait un plaisir d'aider ses camarades demeurés dans l'armée. Pour moi son amitié m'a été infiniment précieuse et efficace.

Je suis profondément reconnaissant à M. le professeur Forgue d'avoir bien voulu accepter la présidence de ma thèse, et je lui exprime du fond du cœur mon admiration, mon attachement et mon entier dévouement.

Je me fais à la fois un plaisir et un devoir de témoigner toute ma gratitude à M. le professeur agrégé Jeanbreau et à M. le docteur Malbois, qui, par leur amicale sympathie, ont tant contribué à me faciliter la tâche, au cours de mes études médicales.

DIVISION DU SUJET

Première partie

Deuxième partie

Troisième partie

AVANTAGES ET INCONVÉNIENTS

DE LA

FORMOLISATION

EN TOXICOLOGIE

PREMIÈRE PARTIE

CHAPITRE I

Historique

Un procédé de conservation des cadavres par le formol, au moyen d'un appareil spécial, a été imaginé par MM. De Rechter (de Bruxelles), qui l'ont proposé à M. le Préfet de police, dans le but de compléter utilement la méthode par le froid, actuellement employée à la Morgue de Paris. MM. Brouardel, Ogier, Descoust, ont été chargés de présenter un rapport sur cette question, dans lequel ils ont montré les avantages ainsi que les désavantages, et fait ressortir, entre autres points, que la formolisation des cadavres destinés aux exper-

tises chimico-légales, pourrait peut-être offrir des inconvénients, et qu'une étude d'ensemble méritait d'être entreprise ;
tel est l'objet de la présente thèse.

On sait que par leur groupement fonctionnel caractéristique divalent, le carbonyle (— C = O —), les aldéhydes sont
des corps incomplètement saturés, capables dans certaines
conditions, sous l'influence des énergies les plus faibles, de
s'unir à un grand nombre de subtances. Il n'y a donc pas
lieu de s'étonner que, dans l'antiquité, l'empirisme ait conduit
à employer certains produits tirés des végétaux, essences,
baumes et gommes résines, pour la confection d'aromates
destinés aux embaumemements. Depuis fort longtemps le cam-
phre est ajouté à certaines préparations pharmaceutiques,
afin d'empêcher le développement des mycodermes. Les pro-
grès de la chimie firent voir que bon nombre de ces agents
employés comme conservateurs étaient, en majeure partie,
constitués par des corps possédant la fonction aldéhyde.

Le développement de la microbiologie conduisit à l'étude
systématique de la puissance bactéricide des essences, parmi
lesquelles se trouvaient des essences aldéhydiques, telles que :
essences d'amandes amères (aldéhyde benzoïque); de cannelle
(aldéhyde cinnamique); de reine des prés (aldéhyde salicylique) ;
de cumin (aldéhyde cuminique) ; d'anis (aldéhyde anisique) ;
les camphres proprement dits (aldéhydes des alcools campho-
liques ou bornéols). Toutes ces aldéhydes de poids moléculaires élevés, se sont révélées, même à doses assez fortes,
modérément antiseptiques, surtout comparativement à certaines aldéhydes artificielles de poids moléculaires faibles,
comme le chloral ou aldéhyde trichlorée, l'aldéhyde formique
ou formol, etc , qui sont des plus nocifs pour les bactéries
pathogènes.

Au point de vue du sujet qui nous occupe, les aldéhydes
ont une propriété qu'il nous parait utile de signaler dès main-

tenant ; c'est celle de se combiner directement et à froid avec une extrême facilité à la plupart des substances albuminoïdes contenues dans les corps organisés, pour donner naissance à des produits insolubles dans l'eau et *complètement* inassimilables. Ces faits expliquent pourquoi les aldéhydes paralysent et anéantissent l'activité du protoplasma cellulaire, et sont en général, à des degrés divers, de véritables poisons pour la matière vivante.

Il est facile de montrer par l'expérience suivante que, entre les aldéhydes et certains albuminoïdes, il y a réellement combinaison, comparativement du même ordre que celles de l'hydrate de chloral avec les amides. Si, dans une solution aqueuse d'albumine, on verse une solution aqueuse de chloral en petite quantité, la liqueur reste limpide et ne se coagule pas par l'ébullition ; si on ajoute un excès de chloral, il se forme un coagulum abondant qui, lavé à l'eau distillée jusqu'à ce qu'il n'entraîne plus d'aldéhyde trichlorée,

1° Donne du chloroforme, lorsqu'on le traite par les alcalis, de l'acide chlorhydrique quand on le brûle dans une flamme ;

2° Produit une anesthésie plus ou moins complète, si on le fait ingérer à un animal, anesthésie qui peut devenir mortelle lorsqu'on dépasse une certaine dose.

Enfin, conservé à l'air humide ou humecté d'eau ordinaire, il n'éprouve plus aucune espèce d'altération.

Ces faits, mis en lumière par Personne (1877), le conduisirent à employer des solutions aqueuses d'hydrate de chloral à 1/25 pour la conservation de fragments de pièces anatomiques et même de cadavres entiers, soit par immersion, soit en injection par l'aorte (4 à 5 litres environ). Ainsi préparés, les cadavres sont parfaitement respectés dans leurs rapports et leurs éléments histologiques, tous leurs tissus sont fortement durcis, les traits sont très bien conservés, la peau prend l'aspect de la cire ; exposés à l'air libre, ils ne subissent plus

d'altération, mais se dessèchent assez rapidement en se momi-
fiant; malheureusement, bien qu'il soit un excellent agent de
conservation et très facile à manier, le chloral coûte assez cher
et devrait être employé à des doses qui en rendraient l'usage
trop onéreux, ce qui l'a fait abandonner dans la pratique. Il
n'en est pas de même de l'aldéhyde formique ou formol (CH^2O),
dont l'histoire touchant la conservation des cadavres est cal-
quée sur celle du chloral que nous venons d'exposer sommai-
rement.

CHAPITRE II

Quelques généralités sur le formol

Depuis la découverte du formol par Hoffmann (1868), on a reconnu que ce corps, comme premier terme de la série des aldéhydes primaires, par la simplicité de sa composition, était doué d'une affinité chimique extraordinaire qui le différenciait nettement de ses homologues. C'est surtout grâce aux recherches de Trillat qui, le premier, a réalisé pratiquement la préparation industrielle du formol, que ce produit a pris comme agent antiseptique une importance considérable et que l'on est renseigné au point de vue biologique sur ses propriétés les plus remarquables.

Esquissons les divers procédés de préparation du formol, soit à l'état dissous, soit à l'état de vapeurs.

Préparation du formol en solution concentrée

(Procédé TRILLAT)

On chauffe, sous pression, de l'alcool méthylique dont les vapeurs viennent s'échapper par le petit orifice d'un conduit en forme de lance, que l'on engage dans un tube de cuivre à ouverture conique, contenant du coke incandescent ; une aspiration à l'autre extrémité du tube permet l'entraînement mécanique de l'air, des vapeurs formoliques et autres vapeurs provenant de réactions secondaires ; le tout est condensé dans des récipients soigneusement refroidis. La liqueur ainsi obtenue est soumise à une rectification qui élimine surtout l'alcool méthylique échappé à l'oxydation, on concentre la liqueur jusqu'à ce qu'elle ait une densité de 1,07, ce qui fournit une solution contenant environ 40 grammes de formol vrai CH^2O pour 100 grammes de liquide.

D'après les travaux les plus récents, l'aldéhyde gazeuse dans le formol commercial ne serait pas seulement dissoute, mais en partie à l'état d'aldéhyde simple CH^2O, d'hydrates $CH^2(OH)^2$, $CH^2O\ 3\ H^2O$ et de polymères solubles ou paraformaldéhydes $(CH^2O)^n$. La polymérisation du formol s'effectue d'ailleurs avec un grand dégagement de chaleur, ce qui en explique la production sous les influences les plus faibles, concentration, évaporation à l'air libre, présence d'un acide, etc. L'existence probable et simultanée de ces différents corps dans la solution du commerce à 40 pour 100 est corroborée par l'interprétation des phénomènes thermiques et cryoscopiques qui se produisent dans la dilution par l'eau. Quoi qu'il en soit, la solution formolique agit toujours comme si elle contenait seulement la molécule simple CH^2O.

La chaleur de dissolution du formol gazeux est considérable, quinze calories se rapprochant de celles des hydracides forts, ce qui explique le peu de volatilité de la solution.

Préparation du formol en vapeur

Pour la désinfection des locaux on préconise beaucoup les vapeurs de formol, qui peuvent être obtenues :

1° Par l'évaporation spontanée, dans un espace bien clos, de formol à 40 pour 100 sur de grandes surfaces. Ce procédé est onéreux et de plus ne permet pas une évaporation suffisamment rapide et complète de certains polymères ;

2° Par le passage, grâce à un dispositif spécial d'un courant de vapeur d'eau dans le formol à 40 pour 100 ou en chauffant la solution dans un autoclave à quatre ou cinq atmosphères ;

3° Par destruction des polymères solides du formol en élevant rapidement la température, ce qui volatilise tout l'aldéhyde ; à la condition d'opérer en présence d'un grand excès d'air, pour éviter la retransformation en polymères solides ;

4° Par des lampes formogènes, contenant de l'alcool méthylique dont la combustion s'opère en présence d'un intermédiaire oxydant, formé par des corps poreux comme le charbon, la mousse de platine, l'amiante platinée, la toile de platine.

Propriétés du formol

Parmi les propriétés du formol qui peuvent présenter un intérêt pour l'objet du présent travail, nous signalerons les suivantes :

Les vapeurs d'aldéhyde formique.

A froid : se diffusent rapidement dans les tissus animaux et végétaux, coagulent rapidement la plupart des matières albuminoïdes qu'ils contiennent, les *rendent imputrescibles et absolument rebelles à toute assimilation.*

Ont une action antifermentescible très énergique, même lorsque les doses de formol sont très faibles, et s'opposent au développement des bactéries et des champignons pathogènes.

Stérilisent particulièrement, mais assez lentement, les substances imprégnées de bacilles pathogènes même sporulés, tels que le bacille du charbon, l'un des microorganismes les plus résistants ;

Ne sont pas affaiblies dans leur action par la présence de l'albumine, le pouvoir antiseptique est même accru dans le sérum sanguin.

Ont un pouvoir tonique, une puissance de désodorisation considérables, et ne deviennent dangereuses, même à saturation, bien qu'extrêmement désagréables, que si on les respire pendant plusieurs heures et en grande quantité.

A chaud : Plus que pour tout autre antiseptique, l'élévation de température entre 40° et 50° augmente dans des proportions considérables la vitesse de diffusion et la rapidité de la puissance bactéricide du formol.

Ne sont combustibles qu'à une température élevée, qui rendent les chances d'incendie presque nulles, dans le cas où on les emploie pour la désinfection.

La solution aqueuse à 40 pour 100 de formol commercial jouit des mêmes propriétés que les vapeurs.

A l'inverse de ce qui se produit pour les autres désinfectants, l'addition d'alcool méthylique ou éthylique augmente l'efficacité de la solution formolique.

A poids égal, elle possède un pouvoir antiseptique au moins trois fois aussi grand que celui du sublimé corrosif.

Elle rend les bouillons de culture inaltérables à la dose de 1/12000.

Elle fait perdre plus ou moins rapidement leur activité à tous les ferments non figurés, tels que diastase, pepsine, pancréatine, invertine, corps thyroïde, etc., en formant des combinaisons ayant des réactions très différentes de celles des matières premières.

On ne connaît rien de précis au sujet de l'action du formol sur les toxines contenues dans les bouillons de culture des bacilles pathogènes. J'ai constaté que la lymphe vaccinale était rapidement anéantie dans sa virulence vaccinogène par des doses faibles de formol.

CHAPITRE III

De la conservation des cadavres par le formol

La précédente énumération des propriétés principales du formol montre les avantages précieux qui ont fait songer immédiatement à l'utiliser non seulement pour la désinfection, mais aussi pour la conservation des matières animales, et, plus tard, pour celles des cadavres entiers. C'est ce dernier sujet que nous étudierons, ici, spécialement.

Les différents procédés employés peuvent se résumer ainsi :

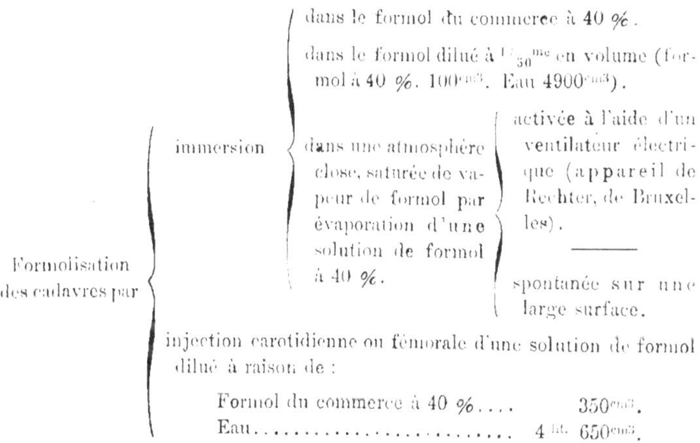

1° Conservation des cadavres par immersion totale dans la solution de formol à 40 pour 100.

Le cadavre est entièrement plongé dans une baignoire fermant hermétiquement et contenant 50 litres environ de formol à 40 pour 100 à la température ordinaire. La peau se trouve rapidement stérilisée et subit, en même temps, un tannage qui rend plus difficile la diffusion de l'antiseptique dans les parties profondes du corps en expérience, ce qui laisse aux germes intestinaux le temps de provoquer une putréfaction plus ou moins prononcée des viscères ; la formolisation est, en somme, fort incomplète.

Pour entraver, dans une certaine mesure, l'action destructive des bactéries des organes internes, on injecta une certaine quantité de formol à travers la paroi abdominale ; malgré cette précaution et le peu d'épaisseur de l'intestin, les germes n'en continuaient pas moins à proliférer pendant cinq ou six heures environ, ce qui, joint à l'injection toujours assez tardive de l'injection (douze à quinze heures au moins après la mort), n'atteignait pas d'une manière satisfaisante le but désiré ; aussi, à l'autopsie, une partie des organes se réduisait en miettes. Ce procédé, comme on le voit, donne des résultats par trop insuffisants et présente, en outre, de graves inconvénients. Il faut d'abord une baignoire pour chaque sujet et un espace considérable, si l'on est obligé d'effectuer simultanément un grand nombre de formolisations. La solution à 40 pour 100 émet une grande quantité de vapeurs très irritantes, qui rendent les manipulations on ne peut plus pénibles ; en outre, une faible évaporation suffit pour provoquer la formation d'un précipité blanc insoluble dû à la polymérisation spontanée de l'aldéhyde, qui ne diffuse plus à travers les tissus, d'où perte très sensible de formol utile. La grande quantité d'antiseptique nécessaire rend le procédé onéreux au début ; il est vrai qu'il est facile de régénérer le bain après l'enlèvement de chaque cadavre, en rajoutant deux litres environ de formol, qui représentent à peu près la dose moyenne absorbée pour l'embaumement d'un homme. La durée de l'immersion doit être de huit jours au moins, mais la dissection ne peut être immédiatement pratiquée, il faut d'abord essuyer toute la surface du cadavre et attendre au moins vingt-quatre heures pour la disparition totale de l'excès de formol si désagréable à respirer.

Les cadavres ainsi traités se conservent fort bien ; exposés à l'air, ils se dessèchent lentement sans s'altérer. La peau est un peu bronzée, dure, légèrement résistante au fil du scalpel ; les traits, les tatouages et tout ce qui peut se présenter sur la surface du corps garde sa forme et sa couleur. Les muqueuses et les muscles sont fortement décolorés et la graisse reste molle, jaune, granuleuse. Tous les organes sont durcis et ont la consistance de la cire. Le cerveau est remarquablement fixé, les coupes se font parfaitement et les rapports anatomiques sont bien respectés ; la substance grise se différencie nettement à la coupe de la substance blanche, on peut dire que c'est réellement un procédé de choix pour la préparation des pièces du système nerveux central.

Ce procédé, excellent pour la conservation indéfinie des fragments de pièces anatomiques ou de petits animaux, a été rapidement abandonné pour l'embaumement des cadavres entiers, et nous ne l'avons décrit que pour mémoire.

2° Conservation des cadavres par immersion dans le formol à 40 pour 100, dilué à 1/50° en volume.

Nous avons dit que le procédé précédent, par suite de la trop grande concentration du formol, tanne trop brutalement et trop rapidement la peau, ce qui entrave considérablement la diffusion du liquide vers les organes profonds. Pour remédier le plus possible à tous ces inconvénients, on employa l'aldéhyde du commerce à une dilution telle que la puissance antiseptique soit un peu diminuée, mais cependant suffisante. L'expérience a montré que l'emploi d'une solution formée de 20 centilitres de formol à 40 pour 100 et 80 centilitres d'eau, tout en donnant une formolisation plus lente et moins énergique, se diffuse beaucoup plus vite que la solution mère à travers les tissus. En huit jours d'immersion, la formolisation est complète, l'autopsie peut être pratiquée lorsque, après deux ou trois heures d'exposition à l'air, l'excès de formol s'est éliminé. Quoique l'emploi du formol, ainsi dilué, soit de beaucoup supérieur à celui du formol concentré, la pénétration des vapeurs jusqu'aux viscères abdominaux n'est pas encore assez active et rapide pour arrêter la putréfaction commençante, et les résultats laissent encore par trop à désirer.

En résumé, les méthodes par immersion dans le formol du commerce à 40 pour 100 ou dilué à 1/50e et plus, donnent une excellente formolisation jusqu'à une certaine profondeur au-dessous de la surface des cadavres humains mais souvent incomplète pour la plupart des viscères profonds et en particulier de l'intestin.

Pour les petits animaux et les fragments d'organes destinés aux collections ou aux préparations histologiques, la solution du formol concentré et même dilué au 1 pour 100 est même d'un emploi fort économique, sûr, commode, fournit des pièces d'une conservation indéfinie et peut rendre de très grands services.

3· Conservation des cadavres par immersion
dans une atmosphère saturée de vapeurs d'aldéhyde formique.
Procédé de MM. DE RECHTER

MM. de Rechter, à la suite de recherches relatives à la pénétration du gaz dans les solides, pensèrent qu'il se faisait une véritable dissolution analogue à celle des gaz par les liquides, et eurent l'idée de conserver des cadavres entiers par les vapeurs de formol.

Pour mener à bien cette conception, ils évitèrent de faire agir brutalement de fortes doses d'agent conservateur, et graduèrent méthodiquement jusqu'à saturation, et d'une manière permanente la charge de vapeurs d'aldéhyde formique dans l'atmosphère stérilisatrice, ce qui permit la pénétration des tissus, jusque dans les profondeurs de la masse, à un état de condensation relatif, qui favorise l'action antiseptique du produit.

APPAREIL. — L'appareil employé par les auteurs, pour réaliser pratiquement la conservation des cadavres à l'aide des vapeurs formoliques, dans les conditions ci-dessus précitées, se compose de deux chambres contiguës. L'une, chambre d'exposition, munie de parois vitrées, reçoit le cadavre à conserver ; l'autre, plus petite, dans laquelle se produit l'évaporation intensive du formol, grâce à la grande surface sur laquelle se répartit la solution. L'ensemble de l'appareil est absolument hermétique.

La solution antiseptique employée, que l'on trouve couramment dans le commerce, et qui contient environ 40 pour 1000 de formol, est versée dans deux récipients placés au-dessus de la chambre d'évaporation, dont le fonctionnement à la manière des vases de Mariotte donne un débit constant ; enfin le liquide de réserve est placé à l'abri de la volatilisation, par un petit pertuis qui communique avec l'air extérieur. Le formol est débité par réglage des vases, à l'aide d'un système de conduits placés à l'intérieur de la chambre d'évaporation, sur une série de mèches suspendues verticalement, de telle sorte que l'on obtient le maximum de surface d'évaporation possible, pour le minimum de substance employée.

Un ventilateur, placé à l'extrémité et au bas de la chambre d'exposition, mû par une dynamo, détermine une circulation permanente de l'air dans l'intérieur des chambres, qui facilite et active l'évaporation du formol à la surface des mèches. Ainsi se renouvelle constamment autour du cadavre l'atmosphère antiseptique à mesure que le formol disparaît fixé par les tissus. Il faut au moins six jours pour obtenir une stérilisation absolue du cadavre, même pour les microbes les plus résistants (charbon, tuberculose, etc.). Dans des conditions normales, c'est-à-dire vingt-quatre heures après la mort, et si la putréfaction n'est pas trop avancée, la formolisation d'un sujet entier nécessite environ un litre de formol commercial et dure de trois à quatre semaines, temps relativement long.

Quand on veut retirer le cadavre, il est prudent, pour se mettre à l'abri des vapeurs qui sont irritantes, si pénibles à respirer, et rendre les manipulations plus faciles, de pulvériser dans l'intérieur de l'appareil une certaine quantité d'ammoniaque, suffisante pour détruire l'excès de formol, mais cette condition n'est pas indispensable et les auteurs y ont renoncé.

Au point de vue pratique, la formolisation ne s'effectue pas toujours aussi simplement que nous venons de l'indiquer, surtout si le cadavre est déjà en voie de putréfaction. D'une manière générale, quand la température ambiante atteint + 15°, l'activité des bactéries contenues dans certains viscères et en particulier dans les intestins est tellement accélérée, que lorsque les vapeurs antiseptiques arrivent à pénétrer jusqu'aux parties profondes, les tissus sont presque entièrement désorganisés ; la formolisation des organes internes, toujours imparfaite, exige un temps beaucoup plus long (un mois et demi à deux mois) et une augmentation dans la consommation du formol qui peut atteindre deux litres. Il résulte de là que, chaque fois que le thermomètre atteint $+ 15°$, les auteurs, pour retarder le plus possible les effets funestes de la décomposition à l'intérieur des cadavres, introduisent dans leur appareil, au-dessous de la table sur laquelle repose le corps, des bacs remplis de glace. Cette précaution est surtout utile les premiers jours.

Pendant toute la durée de la formolisation et tant qu'il est dans l'intérieur de l'appareil, le sujet garde, à très peu de choses près, son aspect normal ; la peau prend seulement une teinte un peu cireuse et peut rester ainsi indéfiniment ; si l'on vient à exposer à l'air un cadavre ainsi formolisé, il se conserve bien sans trace de putréfaction, se dessèche plus ou moins rapidement, se recroqueville et les traits subissent une certaine altération. Pour conserver les corps avec leur aspect normal, il est donc indispensable de les soustraire à la dessiccation en les enfermant dans un espace bien clos, une cage vitrée, par exemple ; dans ces conditions il ne se produit plus aucun changement, même après plusieurs années, et le résultat est vraiment très remarquable.

La formolisation d'un cadavre par les vapeurs d'aldéhyde revient à 5 francs environ.

Le dispositif imaginé par MM. de Rechter donne une solution très élégante de la conservation de longue durée des cadavres, et a été proposé pour être utilisé dans les morgues. Cependant le système présente divers inconvénients qui ont jusqu'ici retardé son application en grand. L'appareil fort bien conçu est d'un prix relativement élevé (3.500 francs environ), occupe un certain espace, qui deviendrait considérable et fort gênant si on avait à traiter en même temps un grand nombre de sujets, comme cela peut arriver à la suite de grands accidents (chemins de fer, incendies, etc.), d'autant plus que l'immobilisation de chaque appareil serait d'au moins trois semaines ; nécessite l'emploi de l'électricité et de la glace lorsque la température est au-dessous de 15°.

Les auteurs ont essayé de tourner toutes ces difficultés de différentes manières.

En ce qui concerne le nombre d'appareils, qui exige une première mise de fonds assez élevée, et l'espace qui leur est nécessaire, on pourrait facilement y remédier en imaginant des dispositifs simplifiés.

La formolisation dans l'appareil à ventilateur électrique, compliqué et de prix assez élevé, peut être, comme l'ont indiqué MM. de Rechter, effectuée dans des cercueils spéciaux de construction simple et à peu de frais, dans lesquels le formol est étalé sur une large surface d'évaporation, grâce au débit des vases de Mariotte à écoulement réglé et constant ; mais, d'après nos observations, l'évaporation ainsi produite amène toujours, après la volatisation d'une certaine quantité de formol en vapeurs, la formation d'un produit solide, blanc actif, dû à la polymérisation de l'aldéhyde, produit dont la tension de vapeurs est tellement faible à la température ordinaire, que l'on peut le considérer comme perdu pour la formolisation. Pour activer la volatilisation du produit solide et supprimer les vases de Mariotte, nous avons eu recours à un artifice très simple et très pratique indiqué par Miquel. Cet artifice consiste à faire dissoudre une partie de chlorure de calcium cristallisé dans deux parties d'une solution commerciale de formol à 4 pour 100, le mélange doit marquer 1,20 environ au densimètre. Le cadavre étant placé dans un cercueil quelconque, on l'enveloppe d'une mince couche de tourbe ou d'un suaire de coton dans le genre du tissu des serviettes éponges, que l'on arrose avec deux litres du mélange formol-chlorure de calcium. Le couvercle du cercueil une fois luté avec du mastic de vitrier, l'air intérieur se charge et se sature très rapidement d'une grande quantité de vapeurs formoliques,

la substance active, microbicide et conservatrice, abandonne
la tourbe ou le suaire qui ne cesse de rester humide ; il est
probable que la présence du chlorure de calcium entretient
une certaine humidité et favorise une sorte de dépolymérisa-
tion qui fait que le substratum perd rapidement et entièrement son principe actif. Nous indiquons pour mémoire ces
expériences que nous n'avons pu poursuivre assez longtemps
et qui mériteraient d'être reprises.

Reste enfin une objection sur laquelle nous avons déjà
appelé l'attention, objection capitale et la plus grave, relative à l'insuffisance de la vitesse de diffusion des vapeurs de
formol jusqu'aux parties profondes du cadavre dès qu'il est
plongé dans le formolisateur, afin d'annihiler l'action des
microbes de la putréfaction. La nécessité du refroidissement,
quand la température atteint $+ 15°$, ce qui a lieu pendant au
moins la moitié de l'année, oblige fatalement à l'installation
d'une usine frigorifique ; c'est revenir à peu de choses près
au moyen classique actuellement en usage dans les morgues
pour conserver les cadavres, et alors le formol ne présente
plus d'avantages bien sérieux.

MM. de Rechter ont encore proposé, pour arrêter la
putréfaction qui se produit immédiatement après la mort dans
le tube intestinal :

1° De laver, à l'aide d'une sonde, l'estomac et l'intestin
avec une solution diluée de formol par les orifices naturels.
Cette opération n'est pas toujours aussi commode qu'on
pourrait le supposer et, de plus, il est fort difficile de faire
arriver l'antiseptique sur toutes les surfaces, d'où résultat
toujours incomplet ;

2° Enfin d'enlever le tube digestif dans son entier par la
voie abdominale.

Tous ces moyens sont des palliatifs peu satisfaisants, et
ne sauraient être adoptés, car, en principe, surtout dans les

morgues, les cadavres sont fréquemment soumis à des expertises médico-légales, et doivent être conservés intégralement, tels qu'ils ont été trouvés après un crime ou un accident.

Comme conclusions, nous croyons, comme l'ont dit MM. Brouardel, Ogier et Descoust, que la formolisation par les vapeurs est loin de présenter, au point de vue pratique, une supériorité sur le froid.

4° Conservation des cadavres par injection intra-artérielle du formol dilué.

Pour parer aux inconvénients présentés par les modes de formolisation qui viennent d'être décrits, divers expérimentateurs ont, pour entraver immédiatement l'action destructive des germes intraviscéraux, injecté les cadavres par les artères à l'aide d'une solution renfermant 2 grammes d'aldéhyde pour 50 grammes d'eau, soit 3 ^{cc} de formol concentré à 40 pour 100 pour 4 litres 660 d'eau, l'expérience ayant montré qu'à cette dilution la formolisation s'effectue très rapidement à travers les organes.

Mode opératoire. — Le cadavre étant étendu horizontalement, on injecte par les procédés ordinaires, à travers la carotide ou la fémorale, 5 litres environ du liquide ci-dessus indiqué. Au bout de trois ou quatre jours, le sujet est entièrement formolisé et peut rester parfaitement intact en se desséchant à peine, pendant près de trois mois. Des essais bactériologiques de contrôle ont montré que, dans ces conditions, tous les germes pathogènes, même les plus résistants, sont anéantis. A la dissection, le cadavre ne présente aucune odeur repoussante de putréfaction ou désagréable de formol. Les traits ainsi que les tatouages sont bien conservés, la peau reste assez souple, toutes les muqueuses sont décolorées, grisâtres, et rappellent l'aspect de la viande bouillie, les ligaments articulaires, les tendons, sont plus durcis que les autres parties du corps. Les artères ont perdu leur élasticité et leur souplesse, elles se déchirent au moindre effort, aussi les injections à la cire et au vermillon se font mal. Les nerfs se laissent facilement entamer et sont fort peu résistants. Par contre, le cerveau est bien durci, et a conservé sa forme, ainsi que le foie, le rein ; la rate, le pancréas, l'estomac et les intestins, qui ont acquis la consistance et la dureté de la cire.

Le prix de revient pour chaque cadavre est de 0 fr. 75 environ.

L'injection intra-artérielle donne une formolisation très rapide par suite de la répartition du liquide sur des surfaces de tissu très rapprochées, ce qui favorise la vitesse de diffusion, empêche l'évaporation et la polymérisation au sein du cadavre, enfin évite toute perte de formol utile.

Lorsqu'il est nécessaire de faire un approvisionnement pour les travaux pratiques d'anatomie, qui ont souvent besoin d'avoir une certaine quantité de cadavres en réserve, on peut pousser plus loin la durée de la conservation en plongeant les sujets après l'injection artérielle, pendant deux ou trois semaines, dans un bain renfermant un litre de formol à 40 pour 100 par hectolitre d'eau. Ce bain peut servir presque indéfiniment si on a soin d'y ajouter après l'immersion de chaque nouveau cadavre, 50^{cc} environ de formol commercial. Dans ces conditions, les sujets peuvent se conserver admirablement pendant plus d'une année, surtout si on les soustrait à une dessiccation trop rapide, soit en les entourant d'un suaire que l'on arrose de temps en temps, soit en les enfermant dans une chambre *ad hoc* où on entretient une humidité suffisante, en laissant couler l'eau d'une manière continue sur le sol cimenté de la chambre.

La recherche de l'artère, pour procéder à l'injection, nécessite, il est vrai, une solution de continuité de la peau dans la région du cou ou de l'aine, qui ne saurait, au point de vue médico-légal, être confondue avec une tentative criminelle.

Ce procédé est extrêmement simple et commode, il mériterait, à notre avis, d'être répandu dans la pratique. Dans certaines écoles de médecine, les cadavres destinés à l'amphithéâtre de dissection sont injectés comme nous venons de l'indiquer et les résultats sont excellents.

CHAPITRE IV

Avantages et applications de la formolisation

Parmi les nombreux avantages de la formolisation nous signalerons :

Le prix de revient qui est peu élevé, 5 francs environ par la méthode De Rechter ; 0 fr. 75 par l'injection intra-artérielle en somme toujours moindre qu'avec les appareils frigorifiques.

La conservation des cadavres est indéfinie, point très important, surtout dans les morgues.

Dans les amphithéâtres, on peut avoir facilement des réserves de cadavres pour les travaux pratiques d'anatomie. Les salles de dissection sont totalement dépourvues d'odeur, même pendant les fortes chaleurs de l'été. Les autopsies se font sans répugnance par suite de la stérilisation complète des tissus, les piqûres ne présentent absolument aucun danger, les mains et les instruments ne sont nullement attaqués. Les éléments anatomiques ne sont pas altérés et peuvent parfaitement servir pour des recherches macroscopiques et histologiques.

Quoique le froid soit ce que l'on ait trouvé de plus parfait pour la conservation des cadavres dans les morgues, la formolisation peut cependant rendre de signalés services, en dehors des grandes villes, lorsque l'installation d'une usine frigorifique serait trop coûteuse pour le peu de cadavres à traiter ou matériellement impossible à installer, comme dans les postes militaires de l'extrême sud Algérien.

Dans ces endroits éloignés où la température de l'été est toujours élevée, la formolisation par injection intra-artérielle présente une véritable supériorité sur le froid et l'immersion dans le formol liquide ou gazeux, car elle permet le transport à de longues distances, même à l'air libre, d'un cadavre quelconque. Aussitôt l'injection faite, la putréfaction s'arrête, le ballonnement du ventre diminue rapidement, et on peut conserver la face telle qu'elle était au moment de la levée du corps ; il suffit, pour cela, d'imbiber de formol plusieurs tarlatanes, une serviette éponge, ou mieux encore du coton hydrophile, d'en envelopper soigneusement la tête et particulièrement la figure, puis de recouvrir le tout de mackinstosch ou d'une toile imperméable quelconque, que l'on ferme et fixe à la base du cou à l'aide d'un lien, pour avoir un embaumement rapide et indéfini des traits, même en ce qui concerne l'expression des yeux si l'opération a été faite à une période où la décomposition n'est pas trop avancée.

Il y a plus, quand le décès a lieu par suite d'atteinte de choléra, peste, fièvre jaune, typhus, fièvre typhoïde, variole, scarlatine, diphtérie et charbon, le corps peut être réclamé par la famille, comme il arrive fréquemment pour les soldats décédés aux colonies ; il n'est pas possible de déférer à ce désir, le transport ne pouvant être légalement autorisé que trois ans après la mort des militaires ayant succombé à l'une des neuf maladies ci-dessus énumérées. On comprend que cette satisfaction morale, qu'il est vraiment pénible de refuser aux parents qui la sollicitent, pourrait être facilement accordée par la pratique de l'injection artérielle de formol, et l'enveloppement dans un suaire imbibé de formol étendu ou concentré ; en général, un demi-litre de formol commercial suffit pour un cadavre. Dans ces conditions, le transport peut s'ef-

fectuer sans aucun danger, car on n'a plus à craindre en cours
de route, comme cela arrive malheureusement assez souvent,
de voir le couvercle du cercueil extérieur se soulever, mais
même la caisse plombée intérieure se fendre, et laisser échapper des gaz pestilentiels, puisque en trois jours on obtient
une stérilisation absolue (surtout en ce qui concerne les germes pathogènes) et un arrêt complet de toute putréfaction.

On a souvent accusé les cimetières d'être, par le drainage
naturel de leur sol, la cause évidente de la propagation de
certaines maladies d'origine hydrique, opinion probablement
exagérée, et cité le cas de fossoyeurs ayant subi le contage
en déterrant des cadavres de varioleux après plusieurs années
d'inhumation. Comme prophylaxie, on a proposé un moyen
tout à fait radical et parfait, la crémation, qui est difficilement
acceptée par le public, et parmi les inconvénients qu'elle présente, on peut citer surtout la destruction des substances
toxiques que renferment les cadavres des personnes empoison-
nées, ce qui a pour effet de rendre impossible toute expertise
toxicologique. L'embaumement serait, au contraire, toujours
très facile à imposer, et nous ne craignons pas de dire que si
une loi exigeait la formolisation par injection intra-artérielle
des sujets morts de certaines maladies infectieuses, on écar-
terait aussi sûrement que par la crémation la plus importante
des critiques formulées contre les champs de repos, relative
à la dissémination et la contamination possibles des bactéries
pathogènes, pendant que se fait le travail de décomposition de
la matière organique.

Le formol trouve encore son emploi pour la désodorisation
des cadavres dans le cours des autopsies ; il suffit, après
avoir ouvert le thorax et l'abdomen, de répandre sur les
organes de la solution de formol à 1/500, et d'attendre une
dizaine de minutes, pour obtenir la disparition de toute trace
d'odeur repoussante, qui rend si souvent l'examen médico-
légal si pénible.

Dans les cas d'opérations chirurgicales, telles que le cancer utérin, ou de nécropsies de cadavres dans un état de putréfaction avancée, on sait que les mains de l'opérateur gardent une odeur fort désagréable et persistante, dont on peut se débarrasser commodément par un lavage d'une ou deux minutes dans une solution de formol à 1/500.

Enfin, dernier avantage, la formolisation n'entraverait pas la recherche des poisons, c'est un point qui va être élucidé d'une manière détaillée et faire l'objet de la deuxième partie de ce mémoire.

DEUXIÈME PARTIE

CHAPITRE I

Toxicologie du formol

Action sur l'économie. — Les vapeurs de formol sont peu toxiques, Trillat l'a montré en exposant un cobaye aux vapeurs se dégageant d'une solution à 40 pour 100, la mort ne survint que le troisième jour. J'ai eu l'occasion de constater l'exactitude de cette expérience. On n'a, du reste, jamais signalé d'accidents chez les ouvriers chargés de la pratique de la désinfection ; les seules précautions à prendre, quand on pénètre dans une chambre remplie de vapeurs formoliques, sont de protéger les yeux avec des lunettes spéciales, de boucher le nez avec un masque doublé de coton, et d'enduire les mains de vaseline. Toutefois, si l'atmosphère contient assez de vapeurs pour être absolument irrespirable, il convient d'assurer la respiration par des sacs de caoutchouc pleins d'air. Détail à noter, l'urine émise par les hommes qui ont respiré une certaine quantité de vapeurs est imputrescible.

Les vapeurs ont été employées dans un but thérapeutique ; c'est ainsi qu'en faisant barboter de l'air dans une solution de formol à 5 pour 100, on a vu diminuer la quantité et la purulence des crachats chez les phtisiques, la sécrétion

nasale se tarir rapidement dans le coryza ; la toux et l'expecto-
ration cesser en peu d'heures dans les trachéo-bronchites
aiguës. Berlioz affirme qu'une inhalation de cinq minutes
suffit pour rendre à la voix sa limpidité et sa clarté, tous ces
résultats sont dus à l'action astringente très marquée des
vapeurs de formol.

Appliquée directement sur la peau, la solution de formol
à 40 pour 100 est très caustique et blanchit rapidement
l'épiderme en produisant une véritable brûlure. Pour éviter
cet accident, il faut immédiatement laver la partie touchée
avec un peu d'eau ammoniacale.

En ce qui concerne les applications directes de formol
étendu sur les tissus vivants, les avis sont partagés.

Pour les uns, comme Tétrop, qui préconise l'irrigation et
le pansement des plaies avec 2^{c3} de formol à 40 pour 100 dans
1000^{c3} d'eau distillée, en affirmant que les processus de suppu-
ration sont rapidement amendés.

Le Dentu, au Congrès international de Moscou, a indiqué
que l'on peut se servir dans les pansements de solutions
à 1^{c3} de formol à 40 pour 100 pour 200^{c3} d'eau dont le pouvoir
stérilisant serait dix fois plus énergique qu'une solution de
sublimé au 1/1000e, et enlève complètement la mauvaise odeur
due à la gangrène, mais que néan moins il faut se méfier de
l'absorption possible du formol, et éviter la stagnation des
solutions dans les plaies anfractueuses et cavitaires, surtout
en obstétrique.

Pour les autres, comme Bosc et Bataillé, les applications
directes de formol, même en solution très diluées sur les tissus
vivants sont dangereuses, elles produisent une inflammation
et une nécrose rapide et étendue.

A l'intérieur, l'homme et le chien peuvent ingérer sans
inconvénient de 2 à 3 grammes de formol à 40 pour 100, il y
a seulement une action légèrement purgative. Rosenberg dit

avoir ingéré et fait ingérer à des malades atteints de tuberculose, érysipèle, diphtérie, du formol à 40 pour 100 dans
une dissolution de lactose, sous le nom de stérisol à la dose
de 6 grammes par jour sans aucun inconvénient. Malgré ces
faits, il est certain que l'usage continu de doses aussi élevées
de formol ne sont pas sans nuire à la vitalité des tissus,
surtout chez les enfants ; Annet, en nourrissant de jeunes
chats avec du lait formolisé à 1/56,000, en vit succomber trois
sur cinq après la cinquième semaine, les chats les moins âgés
se sont montrés les plus sensibles.

L'innocuité du formol n'est donc pas suffisamment démon-
trée, aussi le Conseil d'hygiène et de salubrité de la Seine,
sur l'avis du professeur Armand Gautier, a interdit l'emploi
du formol pour la conservation des substances alimentaires
et, en particulier, du lait ordinaire et du lait condensé qui,
dans ce cas, sont mal supportés, difficilement digérés et
causent parfois des vomissements.

Il faut de très faibles doses de formol à 40 pour 100 pour
empêcher la fermentation du lait. A raison de 1/50000, la
conservation est assurée pendant cent heures à la température
de 25° ; un dix-millième et même moins d'antiseptique suffit
pour éviter toute altération pendant vingt-quatre heures sans
cependant communiquer au liquide alimentaire de saveur
appréciable à la dégustation.

Injecté dans les veines, la toxicité du formol est très
grande, il se produit une vive douleur au point touché. Quel
que soit l'animal mis en expérience, la dose capable de tuer
1 kilogramme de matière vivante ne dépasse jamais $2^{cc}5$ de
solution à 40 pour 100, soit environ un gramme de formaldéhyde CH^2O. Les animaux à sang froid sont plus sensibles
que les animaux à sang chaud. A l'autopsie, on constate des
lésions graves, surtout du côté de l'appareil respiratoire, et
du sang en détruisant la couleur du pigment sanguin. La

mort arrive toujours par paralysie respiratoire et l'action se porte surtout sur le système nerveux central et notamment la moelle.

ANTIDOTE. — Le meilleur antidote du formol est l'emploi d'une solution d'un sel ammoniacal à acide faible, conformément à la réaction générale suivante :

Si à une température ne dépassant pas 50° on ajoute de l'ammoniaque à une solution aqueuse de formol, ce dernier corps est transformé presque immédiatement et entièrement en un alcali monoacide, l'hexaméthylèmetétramine, *corps inoffensif*, réagissant seulement au méthylorange.

$$6\ CH^2O + 4\ AzH^3 = (CH^2)^6 Az^4 + 6\ H^2O \quad \text{(Butlerow)}$$

Avec un sel ammoniacal à acide quelconque, le formol porte entièrement son action sur l'ammoniaque combiné, et la liqueur devient fortement acide au tournesol. Dans le cas de l'acétate d'ammoniaque, on a :

$$6\ CH^2O + 4\ C^2H^3O^2, AzH^4 = C^6H^{13}Az^4 . CH^3O^2 + 3\ C^2H^4O^2 + 6\ H^2O$$

équation qui montre qu'il faut environ un poids triple d'esprit de Mindérérus pour saturer une quantité donnée de formol en donnant outre de l'hexaméthylénetétramine, de l'acide acétique libre.

Si la même réaction s'opère à 100°, il se fait surtout de la triméthylamine.

Partant de ces faits, dans un cas d'empoisonnement par le formol, il faut, avant tout, se hâter de le neutraliser le plus rapidement possible pour empêcher toute action caustique et irritante, qui peut, par suite de la facile diffusibilité du toxique à travers les tissus, provoquer des désordres étendus et profonds. Le mieux sera de faire boire au malade une solution d'acétate d'ammoniaque liquide (esprit de mindérérus), à la dose de 20 à 30 grammes dilué dans un grand verre

plein d'eau, d'attendre un quart d'heure environ, de donner
un vomitif pour débarrasser l'estomac de l'excès d'antidote,
de l'hexaméthylène tétramine et de l'acide acétique formés
dans la réaction, puis de faire boire de l'eau de Vichy. André
a cité le cas d'une dame qui, à la place d'un eupeptique avait
avalé une cuillerée à café de formol à 40 pour 100, aussitôt se
manifesta une grande angoisse, de violentes douleurs se firent
sentir accompagnées du départ involontaire de gaz intestinaux. Cinq minutes après l'accident, André fit prendre à la
malade de l'esprit de mindérérus, au bout d'un quart d'heure,
il y eut une amélioration rapide sans conséquences fâcheuses.

Impuretés qui se produisent dans la préparation du formol liquide ou en vapeurs.

Le formol préparé par la méthode de Trillat, en solution
aqueuse à 40 pour 100, renferme quelques impuretés qui ne
présentent pas d'inconvénients en toxicologie, telles que :
acides formique, acétique, produits pyroligneux et des traces
faibles de sels de cuivre solubles. Pour rechercher le cuivre,
on verse quelques gouttes d'acide sulfirique dans le formol et
on y plonge une lame de fer, le cuivre se dépose totalement.
Il vaut mieux détruire le formol, pour cela on place dans un
ballon une certaine quantité du produit à examiner (25cc), on
chauffe au bain-marie et on verse goutte à goutte de l'acide
azotique concentré, la réaction est vive et il se fait exclusi-
vement de l'eau et de l'acide carbonique. On reconnaît que
l'opération est terminée quand l'addition d'acide ne détermine plus de dégagement de gaz, on évapore à siccité, et on
rentre dans le cas général de l'analyse du cuivre en l'absence
de matières organiques.

La préparation du formol en vapeurs, par la distillation de

la solution de formol commercial à 40 pour 100 dans un courant de vapeur d'eau à 100° ou sous une pression à 4 ou 5 atmosphères, ainsi que la volatilisation de pastilles de trioxyméthylène, ne donnent pas de produits secondaires toxiques ; il n'est pas de même des lampes formogènes.

Les lampes formogènes à alcool méthylique, très répandues pour la désinfection des locaux, donnent en brûlant par l'intermédiaire d'un corps poreux incandescent une très grande quantité de vapeur d'aldéhyde formique, et il se produit simultanément d'une manière constante de l'oxyde de carbone, en proportions toujours faibles, car des animaux enfermés pendant des journées entières dans des salles d'expérimentation, non seulement n'ont pas succombé, mais sont restés en parfait état de santé. L'examen spectroscopique de leur sang, a cependant révélé assez nettement les bandes d'absorption si caractéristiques de Stockes, mais les essais d'extraction par le vide, même en opérant sur 50^{c3} du sang, n'ont jamais donné un volume de gaz oxyde de carbone susceptible d'être mesuré, il y en a donc seulement des traces. Ces faits sont à retenir, dans le cas d'une expertise toxicologique de ce genre.

CARACTÈRES DU FORMOL. — Il existe un grand nombre de réactions dont les unes sont communes avec les autres aldéhydes, les autres spécifiques du formol.

Parmi les premières, on peut citer :

La réaction de Schiff, coloration rouge violacé intense par l'addition de formol a une solution de fuchsine décolorée par l'acide sulfureux.

La production d'une coloration bleue par l'addition successive d'une solution de chlorhydrate de phénylhydrazine, de nitroprussiate et de lessive de soude (cette réaction colorée se produit avec l'aldéhyde acétique, mais rouge groseille).

La formation d'un précipité blanc insoluble dans l'eau, soluble dans l'éther, le chloroforme et le benzène, par l'addition d'une solution aqueuse de formol à une solution d'aniline à 1/300 et agitation (cette réaction a lieu aussi avec l'aldéhyde acétique).

Parmi les secondes, l'action du paradihydrazino-biphényle en solution aqueuse donne un précipité jaune cristallin d'hydrazone insoluble en chauffant à 60°. Réaction sensible à 1/5000.

Si à une solution aqueuse acide, de sulfate acide de diméthylaniline, on ajoute une solution aqueuse de formol, il se fait le sulfate de tétraméthyldiamidophénylméthane, que l'on isole en traitant par la soude, qui précipite toutes les bases, par l'ébullition on élimine l'excès de diméthylaniline, on jette sur un filtre qui retient la base cherchée. Le filtre et son contenu sont humectés par l'acide acétique glacial, saupoudrés de bioxyde de plomb, il se produit une coloration bleue due à la formation du tétraméthyldiamidodiphénylcarbinol :

$$OH - CH = [C^6H^4 - Az = (CH^3)^2] \text{ (Trillat)}$$

Pour que la réaction réussisse bien, il est indispensable d'employer une diméthylaniline fraîchement distillée.

Recherche du formol dans les substances alimentaires

Le formol étant très antiseptique, même à de faibles doses, a été employé pour conserver les substances alimentaires ; il est malheureusement souvent impossible d'en effectuer la recherche, car avec l'action du temps, il se combine avec certains principes organiques dont on ne peut le séparer.

Quand le formol n'est pas tout combiné, on peut le déceler en plaçant dans un ballon, de dimension appropriée, le liquide alimentaire, ou si c'est un solide, le diviser finement au préalable et l'additionner d'eau de manière à former une bouillie; le tout est porté au bain-marie, le goulot du ballon est obturé avec un bouchon de caoutchouc à deux trous, dont l'un est muni d'un tube par lequel arrive un courant de vapeur d'eau qui entraîne tout le formol et ses polymères, l'autre est traversé par un tube à dégagement avec réfrigérant descendant, qui permet de recevoir le distillatum et de le conduire dans un tube à essai contenant une solution aqueuse, soit de sulfate acide de diméthylaniline, de fuchsine décolorée par l'acide sulfureux, ou d'aniline au 1/300. Si ces réactifs donnent des indications positives, on peut conclure à la présence du formol.

La distillation dans un courant de vapeur d'eau est longue; la recherche du formol peut être souvent abrégée, en opérant directement avec le réactif de Schiff (fuchsine décolorée par SO^2), quand on a affaire à un liquide dont la coloration s'y prête, le lait par exemple. Dans le cas contraire, il faut décolorer le liquide à examiner par les moyens habituels. Lorsque la matière alimentaire est solide, on la broie avec de l'eau bouillante, on jette sur un filtre, et, avec le liquide filtré, on peut faire l'essai direct avec ou sans décoloration.

ESSAI QUANTITATIF DU FORMOL.

1° Par précipitation à l'état d'anhydroformaldéhydeaniline.

Pour doser le formol d'une manière suffisamment exacte, on le précipite à l'état d'anhydroformaldéhydeaniline que l'on pèse.

$$\underset{279}{3\ C^6H^5AzH^2} + \underset{90}{3\ CH^2O} = \underset{54}{3\ H^2O} + \underset{315}{(C^6H^5Az = CH^3)^3}$$

Mode opératoire. — Dissoudre trois grammes d'aniline pure dans un litre d'eau distillée, puis l'additionner d'un volume connu de formol de manière à ce qu'il reste un excès d'aniline (avec le formol à 40 pour 100, 1^{c3} suffit). Agiter vivement, il se fait un précipité qui est recueilli au bout de quarante-huit heures sur des filtres tarés, sécher à 40° et peser. Multiplier le poids de formaldéhydéaniline trouvé par le facteur 0,2857, qui donne le poids de formol CH^2O contenu dans la solution essayée.

2° Par l'acide cyanhydrique.

L'acide cyanhydrique et le formol en solution aqueuse se combinent à froid et rapidement à chaud (40° et 50°) pour donner le nitrile glycolique qui est assez stable. Il est donc possible d'effectuer le dosage du formol par le dosage indirect de la quantité d'acide cyanhydrique qui disparaît dans la réaction.

Mode opératoire. — Dans un ballon, verser 50^{c3} d'acide cyanhydrique préalablement titré par le cyanure d'argent (l'acide dilué à 1/50 environ convient parfaitement), fermer avec un bon bouchon de caoutchouc, laisser en contact 24 heures (à chaud se servir d'un réfrigérant ascendant et ne pas dépasser 50°, l'opération est terminée en une demi-heure). Après ce laps de temps, avec un papier de gaïac, constater la présence d'un excès d'acide cyanhydrique, excès dont le poids est déterminé par un dosage de cyanure d'argent qui, par différence, donne le poids d'acide cyanhydrique disparu. Un calcul simple donne le poids de formol CH^2O mis en expérience.

$$CH^2O + CAzH = CH^2OH\ CAz$$
$$30 \qquad 27 \qquad 57$$

Les résultats sont toujours un peu forts.

CHAPITRE II

Recherche des poisons dans les cadavres formolisés par les essais préliminaires.

Toutes les expériences qui vont suivre ont été effectuées soit avec du sang de bœuf additionné de divers toxiques en quantité suffisante pour les retrouver nettement, soit avec des animaux (cobayes) auxquels on injectait sous la peau, à l'aide d'une seringue de Pravaz, des doses de poisons capables de les tuer rapidement. Sang et animaux empoisonnés étaient exposés à l'action du formol gazeux ou liquide pendant trois mois, puis soumis à l'examen toxicologique, suivant les méthodes généralement adoptées.

EXAMEN PHYSIQUE. — L'examen du contenu de l'estomac et de l'intestin formolisés est facilité par le parfait état de conservation des viscères, ce qui permet d'isoler les éléments figurés provenant d'aliments, des grains blancs d'acide arsénieux, des fragments d'élytres, de cantharides, etc.

Couleur. — La formolisation n'altère pas la couleur du vers de Scheele, de l'iodure de mercure, des sels de cuivre, de l'acide picrique, etc. Le vin est totalement décoloré par suite de la précipitation des matières colorantes naturelles.

Odeur. — Par une légère élévation de température des substances formolisées pour développer l'odeur, on peut déceler le phosphore, les acides volatils en général, certaines huiles essentielles, l'alcool, le chloroforme, l'éther, la nitrobenzine, le phénol, la nicotine, la créozote ; mais il devient impossible de soupçonner l'acide cyanhydrique, le chlore, le brôme, l'iode, l'hydrogène sulfuré, les sulfures alcalins, l'ammoniaque et l'aniline, qui se combinent à froid au formol, en donnant des corps peu volatils et non odorants.

EXAMEN CHIMIQUE. — *Essai préliminaire par les papiers réactifs.* — Le papier de tournesol donne une réaction positive dans le cas d'un empoisonnement par un acide ou un alcali. Il y a lieu de remarquer que l'ammoniaque ne se dégage pas à froid, par suite de l'hexaméthylététramine sous l'influence de la formolisation, l'alcalinité du nouveau corps est révélé par le méthylorange ; à chaud, l'alcali fixe dédouble l'amine en ses éléments et l'ammoniaque agit sur le papier tournesolé.

Le papier imprégné de nitrate d'argent (Scherer) pour la recherche du phosphore peut donner des réactions positives. Si le papier noircit, on peut être assuré de la présence du toxique, il sera bon de contrôler, par la formation de l'acide phosphorique avec l'acide azotique et la production du phosphomolybdate (Le papier de nitrate d'argent placé sous une cloche remplie de vapeurs de formol ne noircissant qu'avec la plus extrême lenteur).

Le papier de Schœnbein (sulfate de cuivre et gaïac) pour la recherche de l'acide prussique, ne donne pas de coloration bleue intense. Ce résultat négatif est dû à ce que l'acide cyanhydrique se combine rapidement au formol, pour donner le nitrile glycolique qui bout à une température élevée et dont les vapeurs sont sans action sur le papier indicateur.

Le papier à l'acétate de plomb pour la recherche de l'hydrogène sulfuré donne toujours des résultats négatifs, par suite de la production avec le formol de dérivés sulfurés qui sont sans action sur les réactifs habituellement employés pour déceler ce gaz.

Dialyse. — La dialyse n'est pas empêchée par la formolisation, tant pour les métaux que pour les alcaloïdes.

Pour la recherche des métaux par la dialyse, diviser finement les matières formolisées, les chauffer dans un ballon au bain-marie, pendant une heure, avec de l'acide chlorhydrique au 1/10, refroidir, verser dans un dialyseur pendant vingt-quatre heures. Le liquide dialysé, presque incolore, peut être soumis à l'action de l'électrolyse ou des lames métalliques, la présence de grandes quantités de formol n'a pas d'action sensible sur la précipitation totale des métaux en solution acide.

Pour les alcaloïdes, opérer comme pour les métaux, en remplaçant l'acide chlorhydrique par l'acide tartrique ou sulfurique au 1/100, la coagulation des matières albuminoïdes qui ne peuvent plus passer à travers le dialyseur, permet au bout de vingt-quatre heures, de retrouver souvent l'alcaloïde et de l'isoler.

CHAPITRE III

Recherche de chaque poison en particulier

MM. de Rechter avaient très bien indiqué que la formolisation ne gênait en rien la recherche de l'oxyde de carbone, l'arsenic, l'atropine, la morphine et la strychnine, sans donner de détails circonstanciés ; le présent chapitre traite la question à un point de vue général.

Au point de vue de leur recherche, après la formolisation, nous diviserons les poisons en :

Poisons volatils.
Alcaloïdes.
Métaux.
Acides et alcalis caustiques.
Gaz.

1° POISONS VOLATILS

a) Parmi les poisons volatils dont la recherche et les réactions caractéristiques ne sont pas influencées par la présence du formol, il faut citer : l'alcool, l'éther, le chloroforme, le phénol, la nitrobenzine et l'ammoniaque.

Remarque. — Dans la distillation, avec l'eau dont les vapeurs entraînent la *nitrobenzine*, il passe aussi du formol ; si dans la réduction du dérivé nitré par le zinc et l'acide chlorhydrique à chaud, on n'arrive pas à hydrogéner toute l'aldéhyde, la présence de ce dernier corps peut empêcher la production de la coloration violette, si caractéristique, on obtient alors une coloration jaune.

Dans l'empoisonnement par l'*ammoniaque*, le formol donne intégralement de l'hexaméthylène ; le tétramine qui, à froid, est stable en présence des alcalis fixes si l'alcali volatil ne se dégage pas ; il n'en est pas de même à chaud, si on élève la température à 50°, l'amine se dissocie en ses générateurs et l'ammoniaque seule distille et peut être caractérisée par les réactifs.

b) Parmi les poisons volatils dont la recherche peut être en partie gênée par le formol, il y a le *phosphore*.

Expérience. — Si dans un ballon contenant du formol à 40 pour 100 et un peu de phosphore blanc, on procède à une distillation à l'appareil de Mistcherlich pour obtenir la lueur phosphorescente, on constate qu'elle ne commence à se produire faiblement que lorsque la température atteint 110°, à partir de 130', la lueur disparaît de nouveau. Ce fait s'explique en se rappelant que, jusqu'à 105°, il passe seulement du formol vrai et son polymère volatilisable à 100° ; à partir de cette température, il ne reste plus dans la solution que le polymère distillant vers 140°, dans l'intervalle de 110° à 130°, il ne passe donc plus que des traces de vapeurs organiques, ce qui permet de voir la lueur, mais peu intense.

En opérant avec une solution de formol à 40 pour 100 étendue de son volume d'eau, la lueur s'aperçoit jusque vers 130°, puis disparaît au-dessus de cette température.

Avec des solutions encore plus étendues à 1/50, par exemple, l'apparition de la lueur se produit à peu près avec la même intensité que si le formol n'existait pas dans la liqueur.

Quant à la vapeur d'eau condensée dans le flacon placé à l'extrémité de l'appareil qui a entraîné le phosphore, et une certaine quantité de formol, la présence de ce dernier corps n'empêche pas la production de phosphure d'argent par addition de nitrate d'argent étendu. Le phosphure d'argent peut être recueilli, lavé et versé dans l'appareil de Blondloi et Dussart pour essayer d'obtenir la flamme colorée en vert si caractéristique.

Dans la pratique, la recherche du phosphore dans les viscères formolisés s'opère en présence de l'acide tartrique et, à la distillation il passe seulement des traces de formol qui n'entravent pas d'une manière sensible l'apparition des lueurs.

Si le cadavre est formolisé par immersion dans une solution ou par une injection intra-artérielle, le phosphore s'oxyde très lentement ; par les vapeurs, l'oxydation est plus rapide.

c) Parmi les poisons volatils dont la recherche est empêchée par le formol, il y a un poison important, *l'acide cyanhydrique*.

Après la formolisation, la recherche de l'acide cyanhydrique est difficile, pour ne pas dire impossible.

Expérience. — Si dans un tube à essai on verse 2^{cc} d'une solution d'acide cyanhydrique au 1/10 de formol à 40 pour 100 immédiatement après le mélange on peut percevoir nettement l'odeur d'essence d'amendes amères, un papier de gaïac au sulfate de cuivre placé à quelque distance du niveau du liquide se colore rapidement en bleu intense, la réaction du bleu de Prusse peut être effectuée (1), le nitrate d'argent produit un précipité abondant, enfin, la transformation en sulfocyanure donne une coloration rouge sang par le perchlorure de fer. Après une heure de contact, l'odeur d'amen-

---

(1) Nous avons constaté que le bleu de Prusse est assez soluble dans le formol concentré à 40 pour 100, dont on peut l'isoler par évaporation, opération longue et pénible.

des amères n'est plus perceptible, on ne peut plus obtenir du bleu de Prusse, le nitrate d'argent donne un louche au lieu d'un précipité, le papier de gaïac bleuit encore, mais faiblement, la réaction sulfocyanurée donne toujours un résultat positif. Au bout de quatre ou cinq heures, la transformation en sulfocyanure est la seule réaction qui persiste indéfiniment avec la même intensité, toutes les autres sont négatives.

Par des expériences de contrôle, nous avons vérifié que le formol seul, l'acide glycolique et le formol, ne peuvent donner lieu à la transformation en sulfocyanure et par conséquent pas de coloration rouge sang par le perchlorure de fer.

La disparition des réactions caractéristiques de l'acide cyanhydrique en présence du formol s'expliquent aisément, car on sait que même à froid ces deux corps réagissent l'un sur l'autre pour donner le nitrile glycolique.

$$CH^2O + CAzH = CAz - CH^2OH$$

Le nitrile glycolique est très soluble dans l'eau, l'alcool et l'éther, il peut distiller sans décomposition sous une pression de 24 millimètres de mercure à la température de 119°, c'est un liquide incolore à la température ordinaire. Par l'acide chlorhydrique fumant il se saponifie en donnant du chlorure d'ammonium et un acide alcool, l'acide glycolique. Enfin comme pour l'acide cyanhydrique, on peut effectuer sur le nitrile en solution aqueuse la transformation en sulfocyanure de fer soluble dans l'éther. Cette propriété du nitrile glycolique ne nous paraît pas connue, elle est probablement générale pour tous les nitriles solubles dans l'eau, c'est une question sur laquelle nous nous réservons de faire des recherches.

Dans un empoisonnement par l'acide prussique, la formolisation transforme intégralement au sein des viscères le toxique en nitrile glycolique. On ne peut donc plus tenter la recherche directe du poison par la distillation et le caractériser par plusieurs réactions qui sont si sensibles.

La recherche du nitrile glycolique est simple d'après ce qui précède, il suffit de traiter les matières aussi finement divisées que possible par l'eau froide, laisser en contact quelques heures et essayer d'obtenir la réaction sulfocyanurée.

Expérience.—100^{c3} de sang de bœuf ont été additionnés de 5^{c3} de solution d'acide cyanhydrique au 1/10 et de 10^{c3} de formol à 40 pour 100 ; après quarante-huit heures, un papier de gaïac de sulfate de cuivre, exposé quelque temps au-dessus du sang formolisé et cyané ne donnait plus de coloration bleue. Le sang formait un véritable bloc qui a été réduit en petits fragments et dont on a fait deux parts :

L'une a été placée dans un ballon avec 50^{c3} d'eau distillée et un gramme d'acide tartrique, un bouchon muni d'un tube à dégagement a été adapté au col du ballon et le tout porté au bain-marie, le distillatum insignifiant recueilli n'a pas donné les réactions de l'acide cyanhydrique.

L'autre a été mise à digérer avec 200^{c3} d'eau distillée pendant deux heures, on a alors jeté ce tout sur un filtre, avec le filtratum la transformation en sulfocyanure a été impossible, il est probable que, en présence des matières albuminoïdes, le nitrile a subi une réaction secondaire qui empêche de le retrouver.

CYANURES.— *Expérience.* — Si, dans un ballon muni d'un bouchon traversé par un tube de dégagement, on place 100^{e3} de formol commercial, étendu de la moitié de son volume d'eau, avec 2 grammes de cyanure de potassium et 4 grammes d'acide tartrique, la distillation ne fournit pas trace d'acide cyanhy-

drique, parce que le nitrile formique à l'état naissant se combine au formol pour donner le nitrile glysolique, qui se saponifie au fur et à mesure de sa production en présence du milieu
fortement acide et de l'élévation de température ; l'essai de
transformation sulfocyanurée du liquide resté dans ce ballon
est du reste négative. Il en est de même si l'on substitue l'acide
carbonique à l'acide tartrique. Le cyanure de mercure traité
par l'hydrogène sulfuré ou l'hydrogène naissant en présence
du formol à froid donne le nitrile glycolique, **sur lequel on
peut effectuer la transformation sulfocyanurée, mais** très difficilement, car il faut auparavant éliminer soit l'hydrogène
sulfuré, soit les corps qui ont servi à produire l'hydrogène
naissant. Dans les empoisonnements par les cyanures en présence du formol, plusieurs cas peuvent se produire.

Si l'empoisonnement a eu lieu par la cyanure d'ammonium
ce qui est rare, on ne pourrait le retrouver, car à froid il se
forme du méthylène amidoacétonitrile (Curtius).

$$C\ Az - Az\ H^4 + 2H - COH = CH^2 = Az - CH^2 - CAz + 2\ H^2O$$

Ce nitrile est soluble dans l'eau bouillante, l'alcool, l'éther et
le benzène. Il ne peut être distillé en présence de l'eau sans
se décomposer, et sa recherche est à peu près illusoire.

Pour les autres cyanures, si la quantité de formol contenu
dans les viscères est grande on n'obtient pas d'acide cyanhydrique par distillation; si la quantité de formol est faible comme
dans le cas de la formolisation par les vapeurs, la recherche
de l'acide cyanhydrique par distillation peut être positive,
tout dépend de la quantité de toxique ingéré.

2° ALCALOIDES

Tous les sels d'alcaloïdes sont solubles dans le formol, peu
à froid, beaucoup à chaud. A la température de 70°, le formol commercial à 40 pour 100 peut dissoudre jusqu'à deux

fois son poids de sulfate de quinine et de caféine, ces corps se précipitent à peu près complètement, et inaltérés par le refroidissement.

La recherche des alcaloïdes après formolisation est considérablement simplifiée, toutes les matières albuminoïdes sont entièrement coagulées et insolubles dans l'eau et l'alcool acidulés ou alcalins, à froid comme à chaud.

La méthode de Stas est applicable, à part quelques modifications de détail sans grande importance. Les matières doivent être très finement divisées et leur digestion avec l'alcool absolu acidulé, digérées au moins trois fois avec aussi peu de dissolvant que possible ; de cette façon on arrive à pénétrer totalement la matière formolisée, cornée et dure, et à enlever la totalité du poison végétal. Le résidu provenant de l'évaporation des liqueurs alcooliques dans le vide repris par l'eau distillée donne une solution aqueuse qui, outre le sel d'alcaloïde, contient toujours une quantité très faible de formol qui ne gêne pas d'une manière sensible l'action dissolvante de l'éther sur les alcaloïdes contenus dans la liqueur acide ou alcaline.

La méthode de Dragendorff est aussi applicable en présence du formol et donne lieu aux mêmes remarques que pour la méthode de Stas.

Action des réactifs généraux des alcaloïdes, en présence du formol.

L'iodure ioduré de potassium, versé dans une solution aqueuse renfermant un sel d'alcaloïde en présence de plus ou moins de formol, réagit par son iode d'abord sur l'aldéhyde avec laquelle il se combine, puis sur l'alcaloïde, mais le précipité d'alcaloïde iodé peut ne pas se produire par suite de sa solubilité plus ou moins grande dans le formol.

L'iodure double de mercure et de potassium qui est un réactif si sensible pour la recherche des poisons végétaux ne peut être employé en présence du formol.

Réactions colorées fournies par l'action des divers réactifs sur les alcaloïdes en présence du formol.

L'alcaloïde isolé par l'évaporation du dissolvant renferme toujours comme impureté une très petite quantité de formol qui n'empêche pas l'apparition des réactions colorées principales caractéristiques, mais en atténue l'intensité et, par conséquent, la sensibilité.

La strychnine, la brucine, l'atropine, la vérotrine, la cocaïne, la nicotine, l'antipyrine, la digitaline, la codéine et la quinine sont facilement retrouvées par leurs réactions colorées en présence du formol.

Pour la morphine, la recherche par l'acide iodique en présence du formol devient une réaction peu sensible et l'iode se dissolvant dans le chloroforme se colore en rose au lieu de se colorer en violet.

Aniline. — La recherche de l'aniline après la formolisation ne peut plus être recherchée par les mêmes procédés que les alcaloïdes volatils à cause de sa transformation en anhydroformaldéhydeaniline, corps insoluble dans l'eau, facilement décomposé par les acides et par l'alcool bouillant. Quand on soupçonne la présence de l'aniline dans des matières organiques formolisées, il faut donc isoler l'anhydroformaldéhydeaniline, le meilleur moyen est de diviser finement les substances suspectes et de les faire digérer dans une grande quantité de chloroforme à la température de 40° ; après vingt-quatre heures, évaporer très doucement et traiter le résidu par le permanganate de potasse, qui donne de la carbylamine s'il existait de l'aniline dans les tissus avant l'action du formol.

Ptomaïnes. — On sait que la présence des alcaloïdes est constante dans les produits de la putréfaction surtout dans les viscères exposés aux températures moyennes, du huitième au vingtième jour. Dans les intestins, il y a toujours des ptomaïnes, tandis que dans l'estomac les bases cadavériques n'existent pas de suite après la mort, leur apparition dans ce dernier organe ne se manifeste qu'après la disparition de la réaction acide, c'est-à-dire un temps assez long après l'inhumation. Si la formolisation est effectuée peu de temps après, vingt-quatre heures par exemple, toute fermentation étant arrêtée, on n'a plus à craindre la production de nouvelles ptomaïnes qui se trouvent réduites au minimum possible et gênent beaucoup moins dans les recherches toxicologiques des alcaloïdes végétaux. Les bases cadavériques, étant surtout des bases tertiaires, le formol n'exerce pas d'action spéciale sur ces corps ainsi que nous avons pu nous assurer par l'expérience suivante :

100 ^{cc} de sang de bœuf, après dix jours de putréfaction ont été divisés en deux parts égales. Dans l'une, les ptomaïnes ont été recherchées directement par la méthode de Stas ; dans l'autre, la même opération a été effectuée après formolisation d'un mois ; dans un cas comme dans l'autre, les réactions étaient très nettes et comparativement à peu près de même intensité (précipitation à l'aide des réactifs généraux : ferro-cyanure de potassium et perchlorure de fer ; traitement par acide azotique concentré, évaporation de l'excès d'acide au bain-marie et exposition du résidu aux vapeurs d'ammoniaque donnant une coloration rouge-orange caractéristique).

Pour se débarrasser totalement des traces de formol polymérisé qui se rencontre toujours comme impureté de l'alcaloïde

isolé par évaporation des dissolvants, on peut chauffer au
B. M. pendant quelque temps, la disparition du formol est
totale quoique lente, il y a lieu de se rappeler que la longue
exposition d'un poison végétal à 100°, l'altère en partie. Il
vaut mieux additionner le résidu d'alcaloïde et de formol de
quelques gouttes d'alcool méthylique et chauffer à 40°; dans
ces conditions, tous les polymères formoliques dont le point
de volatilisation varie de 100° jusqu'à 140°, disparaissent complètement par l'évaporation et le toxique se trouve alors
définitivement dans un état de pureté aussi satisfaisant que
possible.

POISONS MÉTALLIQUES

Dans cette classe nous rangeons tous les poisons qui ne peuvent être recherchés par la distillation ni par l'action des dissolvants.

Le formol réduit à froid, mais lentement, certains sels ;
à une douce chaleur les chlorures d'or et d'argent sont ré-
duits ; à 100° les acides arsénieux et arsénique, l'azotate de
potasse, etc., ne subissent aucune modification.

La destruction des matières organiques pour la recherche
des poisons métalliques n'est en rien contrariée par la formolisation, elle est seulement un peu plus longue parce que les
tissus sont très durs et ne peuvent pas être finement divisés
par le hachoir.

La destruction par la méthode de Millon, en présence du
formol, doit toujours être effectuée avec la plus extrème pru-
dence ; il faut prendre un ballon de grande dimension et, quand
la réaction commence à se produire, refroidir rapidement le
ballon en le plongeant dans l'eau froide où l'oxydation du formol s'achève d'elle-même. Cette précaution est nécessaire

pour éviter tout danger d'explosion. L'opération se poursuit ensuite comme à l'ordinaire.

Même observation et même précaution dans les procédés de destruction où on fait intervenir l'acide azotique.

Notons, en passant, que les métaux précipitables par l'hydrogène sulfuré sont intégralement précipités et entièrement insolubles dans le formol. même au maximum de concentration.

ACIDES ET ALCALIS CAUSTIQUES

La recherche des acides et des bases n'est pas empêchée par le formol, seule la recherche de l'acide azotique et de l'ammoniaque donne lieu à certaines remarques.

Le formol réagit à froid sur l'acide azotique concentré en donnant de l'eau et de l'acide carbonique ; cette combustion peut se produire au sein des viscères, mais elle est toujours incomplète, l'acide se diluant rapidement en empruntant de l'eau aux tissus qui en contiennent de 70 à 75 pour 100.

(Nous avons parlé de l'ammoniaque aux pouvoirs volatils.)

Les autres alcalis se combinent au formol pour donner des combinaisons assez stables qui réagissent fortement sur le papier bleu de tournesol, et que l'addition d'un acide suffit à détruire en s'emparant de la base, le sel fixe, ainsi formé, peut être isolé et caractérisé par la méthode générale.

EMPOISONNEMENT PAR LES GAZ

Parmi les gaz toxiques dont nous nous sommes occupé au point de vue de la formolisation, nous citerons :

L'oxyde de carbone.

L'hydrogène sulfuré.

Nous avons laissé de côté l'acétylène.

OXYDE DE CARBONE

La première question à élucider était, d'abord, de savoir si l'oxyde de carbone se combine au formol. Dans ce but, nous avons fait arriver sous une cloche à gaz placée sur le mercure des volumes connus d'oxyde de carbone pur et de formol à 38 pour 100 Nous n'avons pas constaté de dissolution sensible. Le tout a alors été laissé en contact à la température ordinaire, en présence de la lumière pendant deux mois ; après ce laps de temps, le volume n'avait pas changé Il en a été de même en chauffant l'oxyde de carbone et le formol, en vases clos, à la température de 100°, pendant trois heures environ.

Ces faits permettent de conclure que le formol ne se combine pas à l'oxyde de carbone.

Examen spectroscopique du sang oxycarboné formolisé.

On sait que la matière colorante du sang oxycarboné est très soluble dans l'eau et permet, sous une certaine dilution, l'examen spectroscopique, qui peut faire constater la présence des bandes de Stockes.

Avec le sang oxycarboné formolisé, toute recherche spectroscopique directe est totalement impossible, ainsi que le prouvent les expériences suivantes :

Première expérience. — De l'hémoglobine de sang de bœuf est dissoute dans de l'eau distillée et soumise à l'action de l'oxyde de carbone, que l'examen spectral révèle avec la plus grande netteté. Le liquide oxycarboné est divisé en deux parts, dont l'une a été traitée par 1/10 en volume de formol à 40 pour 100, et l'autre exposée à l'action des vapeurs formoliques dans un appareil clos. Dans le premier cas, la solution s'est complètement décolorée après quelques heures ; dans le second cas, au bout du quatrième jour, la matière colorante était devenue tout à fait insoluble, à un tel point qu'il n'a pas été possible de voir trace de spectre, et encore moins les bandes de Stockes.

Deuxième expérience. — Avec du sang frais oxycarboné, la formolisation est beaucoup plus rapide que pour l'hémoglobine dissoute dans l'eau, le sang se coagule complètement en formant un véritable bloc dur et élastique, qui ne cède plus aucune matière colorante à l'eau distillée ou ammoniacale, ce qui rend toute recherche spectrale impossible.

Avec le sang oxycarborné plus ou moins putréfié, la formolisation est beaucoup plus lente qu'avec le sang frais, aussi l'examen spectral est-il praticable pendant un temps assez long.

Quatre gouttes de formol à 40 pour 100, ajoutées à 100^{c3} de sang frais oxycarboné, ne produisent pas de coagulation, et empêchent la putréfaction pendant plus d'une semaine ; l'examen spectral est toujours possible et nous nous sommes assuré que, dans ces conditions, le spectre ne subit aucune modification même après plusieurs mois.

Extraction de l'oxyde de carbone du sang oxycarboné formolisé par la trompe à mercure.

Par suite de la formolisation, le pigment sanguin oxycarboné devenant insoluble dans les divers dissolvants (eau, alcool, éther, chloroforme, etc.). Si l'on soupçonne la présence de l'oxyde de carbone dans le sang, on ne peut en révéler la présence (l'examen spectral étant impossible) que par l'extraction à l'aide du vide, et caractériser le gaz :

1° Grâce à son absorption par le chlorure cuivreux dissous dans le chlorure de sodium ;

2° En faisant dégager tout l'oxyde de carbone combiné au chlorure cuivreux par l'action de la potasse ;

3° En agitant avec du sang le gaz provenant de 2°, que

l'on soumet ensuite à l'analyse spectrale pour la recherche des bandes de Stokes ;

4° Si la quantité de gaz recueillie est suffisante, on peut en réserver une partie pour la faire brûler et constater l'apparition de la flamme bleuâtre de l'oxyde de carbone.

L'extraction par le vide des gaz contenus dans le sang formolisé présente certaines difficultés que nous allons indiquer en décrivant les expériences que nous avons faites à ce sujet.

Sur 250^{c3} de sang de bœuf bien défibriné et frais, on a prélevé :

1° 50^{c3} de sang qui, soumis à l'action du vide, en présence d'une solution d'acide tartrique à 1/2, chauffés à 40°, n'ont pas révélés trace d'oxyde de carbone ;

2° Les 200^{c3} restants ont été oxycarbonés et divisés en quatre parts égales.

La première part non formolisée a donné par le vide l'acide tartrique à 1/2 et chauffage à 40°, 2^{c}4 d'oxyde de carbone.

La deuxième part a été formolisée par addition directe de 5^{c3} formol à 40 pour 100, et laissée à l'air libre pendant cinq jours.

La troisième part a été formolisée en l'exposant pendant deux mois aux vapeurs de formol dans un espace clos.

La quatrième a été formolisée par l'addition de 5^{c3} de formol à 40 pour 100, et exposée aux vapeurs formoliques pendant deux mois dans un espace clos.

Quel que soit le mode de formolisation par le liquide ou les vapeurs, le sang oxycarboné se coagule rapidement, et au bout du troisième jour est encore assez friable pour former avec l'eau une bouillie, qui peut passer, quoique assez difficillement, à travers l'orifice du robinet placé sur le tube à entonnoir qui ferme à émeri l'orifice du goulot du ballon récepteur de la trompe à mercure.

Au delà du troisième jour, le sang devient dur, c'est une masse cornée, qui, desséchée, ne se réduit pas en poudre fine, ne se laisse mouiller que très difficilement par une solution aqueuse d'acide tartrique à 1/2, ou par une solution de soude concentré même en chauffant à 100°.

L'extraction par le vide ne peut donc pas se faire avec le sang formolisé qui est solide, comme avec le sang non formolisé liquide ; il faut avoir recours à un artifice ; nous allons décrire celui que nous avons employé.

Le sang formolisé oxycarboné est divisé en petits fragments et introduit dans le ballon récepteur de la trompe, on ferme l'orifice du goulot du ballon ; par le tube latéral de dégagement, tous les robinets étant ouverts, on fait passer un courant d'acide carbonique qui chasse l'air de l'appareil et on ferme les robinets. Le ballon ainsi chargé est adapté à la trompe à mercure. Quand le vide est suffisant, on place dans l'éprouvette remplie de mercure, qui sert à recueillir ces gaz aspirés par la trompe, quelques morceaux de potasse. On ouvre alors le robinet du tube latéral de dégagement du ballon, et on procède à l'extraction totale. Par le vide seul, et même en additionnant le sang par l'intermédiaire du tube à entonnoir d'une solution d'acide tartrique à 1/2, chauffant à 40°, il ne se fait qu'un dégagement insignifiant d'oxyde de carbone. Le seul moyen, pour arriver à un résultat satisfaisant, est de recourir à l'acide sulfurique concentré (100^{c3} d'acide sulfurique concentré pour 50^{c3} de sang oxycarboné formolisé), qui dissout le sang formolisé et laisse dégager à 40° tout l'oxyde de carbone. Dans l'éprouvette contenant les gaz extraits par le vide, on fait arriver une solution concentrée d'acide pyrogallique, qui, en présence de l'alcali, absorbe tout l'oxygène. Les gaz restants sont recueillis dans une seconde éprouvette, desséchés à l'aide d'une pastille de potasse, mesurés, puis traités par une solution de chlorure cuivreux dans le chlorure de sodium qui dissout l'oxyde de carbone. Le gaz qui a résisté à l'action des réactifs est recueilli dans une troisième éprouvette, desséché par une balle de potasse et mesuré. La différence entre les lectures des deux volumes de gaz avant et après l'action du chlorure cuivreux donne le volume d'oxyde de carbone contenu dans le sang oxycarboné.

On s'est assuré par une expérience préalable que le sang formolisé non oxycarboné, traité par l'acide sulfurique même en chauffant jusqu'à 40°, mais pas au delà, ne dégage pas trace d'oxyde de carbone dans le vide.

Après chaque expérience, le chlorure cuivreux était traité par la potasse pour dégager tout l'oxyde de carbone absorbé, dont une partie, mise en contact avec du sang, révélait au spectroscope les bandes de Stockes ; et l'autre partie, enflammée, donnait une flamme bleuâtre.

En opérant ainsi nous avons retiré des deuxième, troisième et quatrième parts $2^{c3}1$, $2^{c3}2$ et 2^{c3} d'oxyde de carbone. La première part pour le contrôle avait donné $2^{c3}4$ de gaz toxique.

HYDROGÈNE SULFURÉ

L'empoisonnement par l'hydrogène ou le sulfure d'ammonium, se reconnaît facilement quelques heures après la mort.

Si on procède à la formolisation, la disparition de l'odeur si caractéristique est très rapide, même à froid. L'hématoglobuline sulfurée formolisée est tout à fait insoluble et la recherche par le spectre est impossible. Le passage d'un courant d'acide carbonique dans du sang finement divisé et mélangé avec de l'eau dans un flacon n'entraîne pas l'hydrogène sulfuré même en chauffant.

Le formol donne en effet avec l'hydrogène sulfuré ou le

sulfure d'ammonium des dérivés sulfurés complètement dépourvus d'odeur (Trillat) bouillant au-dessus de 100° et qui sont en partie entraînés par un courant de vapeur d'eau. Tous ces corps n'ont aucune réaction sur le nitro-prussiate de soude en solution alcaline ou le sulfate de paramidophénol en présence de l'acide chlorhydrique concentré et du perchlorure de fer. Ils réduisent assez facilement l'azotate d'argent ammoniacal et cèdent leur soufre quand on les fait bouillir avec une solution concentrée de soude. Il y a lieu de se rappeler comme causes d'erreur, que la putréfaction donne aussi des dérivés sulfurés du formol.

La recherche toxicologique de l'hydrogène sulfuré dans un cadavre formolisé serait donc pratiquement peu concluante.

Examen du sang formolisé

Au point de vue chimique, le sang normal peut être caractérisé :

a) Par l'examen spectral de la dissolution dans l'eau qui présente les deux bandes d'absorption de l'oxyhémoglobine et après réduction, l'unique bande de l'hémoglobine.

b) Par addition à une solution très étendue de sang :

1° De quelques gouttes de teinture de gaïac et d'essence de térébenthine, il se produit une coloration bleue intense. Cette réaction est très sensible.

2° De quelques gouttes de solution aqueuse de gaïacol au 1/100. puis d'eau oxygénée, il se produit une coloration rouge-orange très foncée, qui passe par un maximum, puis diminue d'intensité en abandonnant un léger précipité grenat rouge vif adhérent aux parois du vase dans lequel on a effectué la réaction.

c) Par la production au microspectroscope du spectre de l'hématine réduite en solution alcaline ou hémochromogène de Hoppe Seyler.

d) Par l'examen du spectre de l'hématoporphyrine obtenue par l'action de l'acide sulfurique concentré sur le sang desséché.

e) Par la formation des cristaux d'hémine.

Avec le sang formolisé, un certain nombre des caractères du sang normal ne peuvent être retrouvés. Sous l'influence du formol liquide ou gazeux, le sang se coagule en bloc, reste gélatineux pendant trois ou quatre jours, puis durcit à un tel point que la centrifugation ne peut en séparer l'eau qui représente 80 pour 100 environ du poids total. La formolisation semble donc s'opérer en deux phases, une première phase de coagulation totale, qui dure quarante-huit heures, une deuxième phase de formolisation proprement dite pendant laquelle s'effectue la combinaison progressive de l'aldéhyde avec les matières albuminoïdes qui est complète au bout de dix à douze jours. L'aspect du sang formolisé est caractéristique, c'est une masse cornée, dure, élastique, qui se dessèche très lentement et peut être réduite en poudre grossière, la matière colorante rouge devient noirâtre, elle est détruite ; les produits de dédoublement de l'hémoglobine se dissolvent faiblement et très lentement dans l'acide acétique cristallisable à froid ou à chaud en lui donnant une coloration rutilante peu intense. Le sang formolisé est complètement insoluble dans l'eau distillée, même acidulée ou alcalinisé assez fortement ; seul, l'acide sulfurique concentré dissout assez rapidement à froid le sang formolisé.

Les réactions chimiques que l'on peut effectuer avec le sang formolisé sont celles représentées plus haut par :

c) Hématine réduite en solution alcaline ;

d) Spectre de l'hématoporphyrine ;

e) Formation des cristaux d'hémine.

c) Hématine réduite en solution alcaline.

Un fragment de sang formolisé est placé sur une lamelle porte-objet, additionné d'une goutte de solution de potasse au tiers recouvert d'un couvre-objet, l'examen microspectro-nopique, même après plusieurs heures, ne laisse pas apercevoir de spectre autre que le spectre normal ; si on ajoute à la préparation une goutte de sulfure d'ammonium, le spectre de l'hématine réduite en solution alcaline apparaît. Cette réaction est d'une grande netteté et vingt fois plus sensible que celle du spectre de l'hémoglobine.

e) Formation des cristaux d'hémine.

Pour que l'opération réussisse bien, il est nécessaire de traiter la préparation sur la lamelle par de l'acide acétique à 5 ou 6 reprises, il faut de grandes quantités d'acide acétique. Les cristaux d'hémine, en présence du formol, apparaissent très bien et sont toujours beaucoup plus gros qu'avec le sang normal.

L'impossibilité d'effectuer les réactions (*b*) à la teinture de gaïac ou au gaïacol en présence de l'eau oxygénée est un inconvénient grave au point de vue de la recherche des taches de sang formolisées sur les vêtements de couleur.

TROISIÈME PARTIE

CONCLUSIONS

I. — La formolisation est inférieure au froid pour la conservation des cadavres dans les morgues.

II. — Le froid nécessite toujours une installation coûteuse et souvent impossible à effectuer par suite de difficultés matérielles, surtout dans les petites villes ; la formolisation peut alors rendre de signalés services et à peu de frais ; elle ne nécessite pas de matériel spécial.

III. — De toutes les méthodes de formolisation, l'injection intraartérielle est la plus pratique, la plus rapide, la plus simple et la plus économique.

IV. — La stérilisation étant absolue, dix jours au maximum après le début de la formolisation, le transport des cadavres à de longues distances peut se faire quand on le désire, et sans aucun danger.

V. — La formolisation rend facile les approvisionnements de cadavres pour les travaux pratiques d'anatomie; les salles de dissection sont totalement dépourvues d'odeur ; les accidents consécutifs aux piqûres anatomiques sont supprimés.

VI. — La conservation par la formolisation des viscères destinés aux expertises chimico-légales est à rejeter, elle peut rendre impossible la recherche de l'acide cyanhydrique, ou gêner considérablement quand il s'agit d'empoisonnement par l'oxyde de carbone, l'aniline, l'hydrogène sulfuré.

VII. — La formolisation permet dans d'excellentes conditions, l'examen médico-légal des cadavres, les traits, les tatouages, sont admirablement conservés et les éléments anatomiques parfaitement fixés.

BIBLIOGRAPHIE

Berlioz. — C. R. ac. d. Sc. t. 115, 1892.

Arousou. — Berliner klin. Woch., 1892, n° 30.

Duclaux. — Ann. Inst. Pasteur, 1892.

Trillat. — Etudes expérimentales sur le formol. Bulletin et mémoire de la Société de thérapeutique, 1892, et C. R. Ac. d. sc., 1er août, 1892.

Liebreich. — Thérap. monatschr., 1893.

Analyse qualitative et quantitative du formol. C. R. Ac. d. Sc., 1893.

Valude. — Ann. oculistique, juillet 1893.

Von Kleidern, Lederivaaren.

Bürskemumd, Büchermit, Formaldehyd. — Münich, Med. Woch, n° 82, 1883.

Gegner. — Ucher einige Wirkunger der Formaldehyd (ibid). 1893.

Lehmann. — Vorläufige mitt heilung über die Desinfection.

Van der Linden et Debuch. — Etude de la formaline au point de vue clinique et expérimental. Ann. Soc. méd. de Jund, 1893.

Schmitt. — Gaz. méd. de l'Est, 1894.

Philipp. — Münch med Wochenschrift, 1894.

Holfert. — Société Pharmacie de Berlin, 1894.

Van Ermengen et Sugg. — Arch. de pharmacodynamie, vol. 1. fasc. 2-3, 1894. Recherches sur la valeur de la formaline à titre de désinfectant.

Carls. — Ascot generali della R. Accad. di med. di Torino, n°s 6, 7, 8, 1894.

II. Pottevin. — Recherches sur le pouvoir antiseptique de l'aldéhyde formique. Ann. de l'Inst. Pasteur, 1894.

Sthal. — Das Formalin. Pharm. Zeitung, n° 23, 1894.

Dubief et Thoinot. — Conseil d'hygiène et de salubrité de la Seine, 1894. Désinfection par le formol.

Cambier et Brochet. —Journal d'hygiène et de police sanitaire, 1894.

MIQUEL. — De la désinfection des poussières sèches des appartements. Ann. de micrographie, 1894, et Contribution nouvelle à l'étude de la désinfection par les vapeurs d'aldéhyde formique (ibid.), 1895.

STAFER et BODRAT. — The Lancet, 1894.

BERLIOZ. — Ac. d. méd , Paris, 1894.

BLUM. — Munch med., Wochenschrift, 1894.

BARDES et TRILLAT. — Désinfection des grands locaux par le formol. Soc. Thér., 24 avril, 1895.

FOLEY. — Thèse inaugurale de Lyon, 1895.

TRILLAT. — Désodoration des flegmes par le formol. Bull. assoc. chimistes de sucrerie, août, 1895.

BOU. — Essais de désinfection par les vapeurs de formaldéhyde. Ann. de l'Inst. Pasteur, mai, 1896.

BROCHET. — Sur la production de l'aldéhyde formique gazeux. Ac. d. sc. CXX 11-201.

ROUN et TRILLAT. — Essais de désinfection par les vapeurs de formoldéhyde. Ann. de l'Inst. Pasteur, mai, 1896.

BON et BATAILLÉ. — Degré et caractère de toxicité du formol.

VAILLARD et LEMOINE. — Sur la désinfection par les vapeurs de formaldéhyde. Ann. Inst. Pasteur, septembre, 1896.

Hyg. Rudsch, 1896. — Sur l'action désinfectante de l'aldéhyde formique.

MAURIA. — Mesures à prendre pour empêcher la propagation des maladies contagieuses par les wagons de chemins de fer. Ann. hyg. publique, novembre 1896.

DENIGAI. — Addition de formol au lait, procédé rapide de recherche. Journal Ph^{ie} et Ch^{ie} c. t., 4. 1896.

Chem. News, 1896, — Recherches sur l'aldéhyde formique. p. 11.

TRILLAT. — Nouveaux essais de désinfection par les vapeurs de formaldéhyde. Nord médical, 1896.

TÉTROP. — Traitement des plaies par la formaldéhyde. Bulletin de thérap., octobre 1896.

TRILLAT. — La formaldéhyde et ses applications. Paris, G. carré, 1896.

KLAI. — Nouvelle méthode de dosage de l'aldéhyde formique. Revue de chimie industrielle, 15 octobre, 1896.

LE DENTU. — Emploi de l'aldéhyde formique. Congrès international de Moscou, 1897.

Jorissen. — Recherche de l'aldéhyde formique dans les produits alimentaires. Emploi de la phlorogluime pour la recherche de la formaline dans le lait.

Farnsteiner. — Présence de l'aldéhyde formique dans le vin, la bière et les spiritueux. Forschung berichte Lebeusmittel, 1897.

Nicolle. — Désinfection des locaux par les vapeurs de formaldéhyde. Normandie médicale, 1897.

Van Ermengen. — Rapport au Conseil supérieur d'hygiène de Belgique. Séance du 30 décembre 1806 et Presse médicale, 1897.

Tétrop. — La désinfection des locaux. Deuxième mémoire, Ann. et Bul. de la Soc. de médecine d'Anvers, septembre 1897.

Angelo Celli. — Annali d'igiene sperimentale, 4e livraison, 1897, p. 500.

Freundler. — L'aldéhyde formique, ses propriétés et ses principales applications. Actualités chimiques, janvier 1897.

W.-A. Tvanoff. — Contribution à la question de la pénétration des vapeurs de formoline dans les tissus organiques. Centralblat für Bacteriologie, XXII, p. 50.

Varino et Teubers. — Sur l'emploi de l'aldéhyde formique en analyse quantitative. Berichte der deutsch zher Fesell, 31, 1303 et 1763.

Gauthier (Armand). — Interdiction du formol pour la conservation des substances alimentaires. Comptes rendus du Conseil de salubrité de la Seine, t. II, p. 374.

Delépine. — L'aldéhyde formique.

De Rechter. — Nouvelle méthode de conservation des cadavres, Presse médicale belge, 1898, nos 15 et 16.

Malvoz. — La putréfaction au point de vue de l'hygiène publique, Ac. Royale de médecine de belgique, 1898.

De Rechter. — Du pouvoir pénétrant de l'aldéhyde formique, Ann. Inst. Pasteur, t. 12.

F.-Jean. — Recherches de formol dans les matières alimentaires, Rev. chimie industrielle, février 1899.

Lepierre (Ch.). — Action de la formaldéhyde sur les matières albuminoïdes. Transformation des peptones et albumoses en produits de régression albuminoïdes, Journal Ph^ie Ch^ie, 1899, 1er semestre.

André. — Empoisonnement par le formol, Journal Ph^{ie} et Ch^{ie}, 2e semestre, 1899.

Neurerg (Carl.). — Sur une réaction caractéristique et une méthode de dosage de l'aldéhyde formique, Berichte, 32, 1901.